AF296398

DE
L'ACCOUCHEMENT

DANS LES

CAS DE FŒTUS THORACOPAGES

PAR

Le Dʳ Alphonse HERRGOTT

Agrégé à la Faculté de médecine de Nancy.

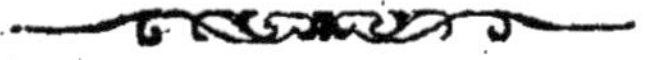

PARIS

G. STEINHEIL, LIBRAIRE-ÉDITEUR

2, RUE CASIMIR-DELAVIGNE, 2.

—

1887

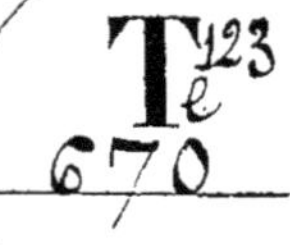

DE

L'ACCOUCHEMENT

DANS LES

CAS DE FŒTUS THORACOPAGES

DE
L'ACCOUCHEMENT

DANS LES

CAS DE FŒTUS THORACOPAGES

PAR

Le Dr Alphonse HERRGOTT

Agrégé à la Faculté de médecine de Nancy.

PARIS

G. STEINHEIL, LIBRAIRE-ÉDITEUR

2, RUE CASIMIR-DELAVIGNE, 2.

1887

DE

L'ACCOUCHEMENT

DANS LES

CAS DE FŒTUS THORACOPAGES

> « Le mécanisme et le traitement de l'ac-
> couchement dans les cas de monstruosité
> double, ont peu attiré l'at'ention, sans doute
> parce que les auteurs les ont considérés
> comme des sujets plutôt curieux qu'impor-
> tants au point de vue pratique. »
> (*Playfair*, traité des accouchements, tra-
> duction française, p. 494).

Les monstruosités gémellaires peuvent être quelquefois un obstacle très sérieux à la terminaison de l'accouchement, surtout lorsque les fœtus sont soudés l'un à l'autre et qu'ils ont atteint leur complet développement.

Ces adhérences peuvent se faire soit par la tête, soit par le tronc, soit par le siège.

Je n'ai pas l'intention de faire une étude complète de l'accouchement dans ces diverses malformations. J'ai déjà eu l'occasion d'en dire quelques mots dans ma thèse d'agrégation (1) ; d'autre part, cette question a été étudiée avec trop

---

(1) Des maladies fœtales qui peuvent faire obstacle à l'accouchement, p. 267. Paris 1878.

de soin et avec trop de détails par Hohl (1), par Tarnier (2), par Joulin (3), par Playfair (4), par Kleinwächter (5), par Corradi (6) et en dernier lieu par Veit (7) pour que je rapporte ici les différentes observations réunies et publiées par les auteurs que je viens de citer. Ce serait m'exposer à des redites inutiles.

Mon but est de faire la relation d'un accouchement de fœtus adhérents par le tronc, *de fœtus thoracopages*, d'en étudier le mécanisme et de le comparer aux autres cas analogues rapportés par les différents auteurs. Dans la relation de ces malformations, on s'occupe le plus souvent beaucoup trop, ainsi que le fait si justement remarquer Playfair, de la monstruosité dont les fœtus sont atteints, on s'efforce de la classer dans telle ou telle catégorie, mais on passe sous silence les détails de l'accouchement. C'est pourquoi on ne trouve qu'un nombre très restreint d'observations qui aient une valeur réelle au point de vue obstétrical, comparées aux cas nombreux que l'on voit conservés dans les musées et dont les détails anatomiques ont été presque toujours publiés.

Le 29 décembre 1883, Mme X. de G... près de Nancy, qui était arrivée au terme de sa quatrième grossesse, entre en travail vers trois heures du matin.

Agée de 34 ans, elle est grande et bien constituée.

Ses deux premières grossesses se sont terminées par la naissance de deux petites filles qui vivent et se portent bien actuellement.

---

(1) Die Geburten missgestalteter, kranker und todter Kinder. Halle, 1850, et Lehrbuch der Gebürtshülfe, p. 547, 1862.

(2) Des cas dans lesquels l'extraction du fœtus est nécessaire, p. 173. Paris, 1860.

(3) Des cas de dystocie appartenant au fœtus, p. 89. Paris, 1863.

(4) Obstetric. Transact. vol. VIII, p. 300. Londres, 1867.

(5) Die Lehre von den Zwillingen. Prague, 1871.

(6) Dell' obstetricia in Italia. Bologne, 1874.

(7) Ueber die Leitung der Geburt bei Doppel miss geburten, *in* Sammlung Klinischer Vorträge, nos 164 et 165. Leipzig, 1879.

Une fausse couche sans cause connue, a mis fin à la troisième grossesse.

Mme X... a été assez bien portante pendant cette quatrième gestation ; l'appétit a toujours été excellent, cependant elle a eu des vomissements presque quotidiens pendant les trois premiers mois. Depuis, les vomissements n'ont paru que toutes les semaines, mais ils ont persisté jusqu'à ce jour. Elle a en outre été incommodée par une salivation intense qui n'a pas discontinué.

Son ventre est plus volumineux qu'il ne l'était dans les grossesses antérieures ; les jambes sont enflées et la respiration ne se fait qu'avec une certaine gêne. Mme X... ne se trouvait bien que lorsqu'elle était à demi couchée sur son lit. Les mouvements fœtaux ont toujours été perçus au même endroit, au pourtour de l'ombilic.

Dès les premières contractions régulières de l'utérus, les membranes se déchirent et ne donnent issue qu'à une faible quantité de liquide amniotique.

Deux heures après, c'est-à-dire vers cinq heures du matin, la dilatation est complète. La partie fœtale qui se présentait, la tête, s'engage lentement dans le canal pelvien. Les contractions sont énergiques, mais assez rares.

A huit heures, la tête accompagnée d'un bras droit franchit l'orifice vulvaire. La sage-femme essaye d'extraire le fœtus et de terminer l'accouchement. Mais c'est en vain, et, malgré ses efforts, l'enfant succombe sans que son extraction ait pu avoir lieu.

A bout de forces et très embarrassée, elle fait appeler M. le Dr Lotz, qui a bien voulu nous communiquer les détails que nous rapportons ici, ainsi que ses confrères MM. les Drs Grasse et Labrevoit.

A leur arrivée, ils trouvent le ventre dur et très volumineux. La palpation, qu'il est très difficile de pratiquer, leur permet néanmoins de découvrir l'existence d'un grand nombre de petites parties fœtales dans le fond de l'utérus, ainsi que la présence d'une deuxième tête, profondément située dans la fosse iliaque droite. Le côté gauche de l'utérus est occupé par une région fœtale dure et continue qui semble être le dos.

A l'auscultation on n'entend aucun bruit fœtal, on ne perçoit qu'un souffle utérin intense.

Quan au toucher, l'enclavement du fœtus le rend absolument impraticable.

Pendant une heure et demie on fait des tractions énergiques sur la tête et sur le bras. Comme elles ne parviennent pas à faire avancer le tronc, les épaules restant toujours dans le diamètre transverse, on se décide à chloroformer la parturiente. Après bien des difficultés on finit par dégager le bras gauche.

De nouvelles tractions sont faites sur le cou et sur le bras, mais rien ne bouge. On implante des crochets un peu plus haut sur le tronc et on continue à faire de nouvelles tentatives d'extraction. Le périnée cède, se déchire en partie et subitement la femme expulse simultanément deux fœtus soudés l'un à l'autre au niveau du thorax et de l'abdomen. Cette expulsion se fait dans l'ordre suivant : *une tête, puis le tronc, une deuxième tête repliée sur le tronc et enfin les sièges et les quatre membres inférieurs.*

La délivrance se fait normalement ; le placenta très volumineux est unique et ne donne attache qu'à un seul cordon. Il ne s'écoule qu'une faible quantité de sang.

Après l'accouchement Mme X..., souffre beaucoup. Le ventre est sensible ; l'utérus est bien contracté mais douloureux à la pression égère. La température est élevée, 40 degrés ; le pouls petit, fréquent 140.

Cet état persiste pendant la journée du lendemain.

Le surlendemain, c'est-à-dire le 31 décembre, le ventre est moins sensible, la température ne s'élève plus qu'à 38.

Le 2 janvier, les seins se tuméfient et la température remonte à 39, 8.

Le 8 janvier, Mme X... se trouve beaucoup mieux, la température est redevenue normale, les lochies s'écoulent régulièrement, elles ne sont pas fétides. Le ventre est souple et ne présente plus aucun point sensible.

Le 9. Mme X... continue à se bien porter, les suites de couches deviennent à partir de ce moment tout à fait normales.

M. le Dr Lotz eut la bonté de nous faire parvenir ces fœtus thoracopages et mon habile collègue le docteur Baraban voulut bien se joindre à moi pour en faire l'autopsie.

Ces fœtus qui pèsent 5,600 grammes sont bien développés ; toutefois le fœtus, dont la tête repliée sur le tronc fut expulsée en second lieu, présente un *bec-de-lièvre simple* du côté droit, ainsi que le montre la planche ci-jointe.

Ces fœtus sont largement unis l'un à l'autre par la paroi antérieure du tronc, depuis la racine du cou jusqu'à l'ombilic. Cette union est presque symétrique.

Sur l'une de ces parois latérales, on pratique une grande incision curviligne à concavité supérieure qui intéresse toute l'épaisseur de la paroi thoraco-abdominale y compris les côtes ; on relève le lambeau circonscrit par cette incision et on ouvre ainsi largement les cavités ou portions de cavités communes aux deux fœtus.

Dans l'épaisseur du lambeau se trouve un sternum complet qui reçoit par ses bords l'insertion de côtes appartenant d'un côté au premier enfant, de l'autre au second. Par sa base, il se continue avec un sternum analogue qui joue le même rôle que lui dans la paroi latérale commune opposée. L'union de ces deux os se fait par le moyen d'une pièce quadrilatère qui se continue sans interruption d'un sternum à l'autre. Par chacun de ses angles, cette pièce s'articule avec une clavicule.

Il résulte de cette disposition que les côtes et les clavicules de chaque enfant vont s'insérer à deux sternums différents et que chacun de ceux-ci, parfaitement conformés du reste, n'appartient en réalité que par moitié à l'un et à l'autre des fœtus.

Grâce à la situation latérale des sternums et à ne considérer que le squelette, les *cavités thoraciques* s'ouvrent largement l'une dans l'autre ; mais, en réalité, elles sont séparées l'une de l'autre et rendues indépendantes par une cloison verticale qui va d'un sternum à l'autre et s'insère inférieurement au diaphrame.

Dans cette cloison se trouve le cœur ; il fait, de part et d'autre, une saillie à peu près égale et paraît commun aux deux fœtus. Il n'y a, par conséquent, qu'un médiastin antérieur pour ces deux thorax, mais chacun possède son médiastin postérieur et ses deux poumons.

Le *diaphragme* a la forme d'une voûte à quatre piliers et résulte de la réunion des diaphragmes individuels au niveau de leur centre phrénique respectif. Sur la face supérieure convexe de ce diaphragme commun, repose le cœur ; à sa face inférieure concave est appendu le foie.

La portion sus-ombilicale des abdomens présente une disposition analogue à celle du thorax. Si l'on ne tenait compte que des parois, les abdomens, complètement indépendants au-dessous de l'ombilic, s'ouvriraient largement l'un dans l'autre au-dessus de cet orifice, grâce à la présence de lignes blanches latérales. Chacune de ces lignes reçoit en effet les insertions musculaires de deux fœtus et appartient par conséquent à l'un et à l'autre individus. Mais ces deux lignes blanches sont unies par une cloison verticale inter-abdominale, véritable continuation idéale de la cloison inter-thoracique, car elle s'insère supérieurement au diaphragme.

Cette cloison rend les abdomens indépendants; fort mince et paraissant formée uniquement par l'adossement des deux péritoines, elle se dédouble à une petite distance des parois abdominales pour enfermer entre ses deux feuillets un foie volumineux qui paraît comme le cœur commun aux deux individus, et qui proémine a peu près autant dans chaque cavité.

Au niveau du diaphragme, sur la face convexe du foie, cette cloison est croisée à angle droit par un ligament suspenseur qui va d'une colonne vertébrale à l'autre.

La disposition générale de la masse commune de ce double tronc peut donc se *résumer* ainsi : absence de paroi antérieure, grâce à la fusion des parois latérales symétriquement en regard ; séparation de la cavité commune en deux cavités thoraco-abdominales indépendantes, par une cloison verticale qui comprend dans son épaisseur en haut, le cœur, en bas, le foie ; enfin, unité apparente de ces deux organes, sur lesquels seuls repose maintenant tout l'intérêt de cette étude anatomique.

Le *cœur* a la forme d'une pyramide qnadrangulaire, son axe est situé à peu près dans le plan de la cloison inter-thoracique.

L'examen extérieur du cœur, l'étude de ses sillons, la présence vers la base de chacune de ses faces vertébrales d'un groupe vasculaire artériel et veineux, pourraient, a priori, faire présumer que le cœur est en réalité double ; mais, l'ouverture de ses cavités montre qu'il n'en est rien.

En effet, on n'y rencontre que deux ventricules et une seule oreillette; celle-ci cependant présente une ébauche de cloison située sur le prolongement de la cloison interventriculaire, sous forme d'un éperon plus saillant.

De chaque côté de l'éperon, se trouve un orifice auriculo-ventriculaire ; l'un ressemble à la valvule mitrale, l'autre à la tricuspide. D'autre part, la cloison interventriculaire présente une large perforation faisant communiquer les deux ventricules. Plusieurs autres orifices plus petits se rencontrent encore dans cette cloison.

On peut donc considérer ce cœur comme formé de deux cavités

seulement, oreillette et ventricule, dans chacune desquelles il y a un cloisonnement fort incomplet.

Le *foie*, qui est logé dans le dédoublement de la cloison inter-abdominale, va d'une colonne vertébrale à l'autre ; il est suspendu au diaphragme par un ligament cruciforme dont nous avons déjà parlé.

A chaque abdomen est annexé un système biliaire.

Les vaisseaux, qui pénètrent du *cordon* dans l'abdomen sont au nombre de six, quatre artères et deux veines. Les artères n'offrent rien d'anormal ; les veines, au contraire, après avoir cheminé parallèlement entre elles dans une étendue de 1 cent. 1/2, se réunissent en un tronc commun qui monte verticalement vers le foie et y pénètre.

Les appareils digestif et respiratoire de chaque fœtus n'offrent rien d'anormal et sont complètement indépendants.

Les fœtus dont nous venons de donner la description appartiennent donc bien à la classe des fœtus thoracopages, à celle dans laquelle les corps sont à peu près distincts, mais unis au niveau du thorax.

Cette classe est de beaucoup la plus nombreuse ; sur trente et un cas de monstruosités doubles rapportés par Playfair, dix-neuf appartiennent à cette catégorie. Veit, dans le travail si complet qu'il a publié en 1879 sur la conduite à tenir dans les accouchements de monstruosités doubles cite trente observations, dont une lui est personnelle, de monstres thoracopages.

Depuis cette époque, le docteur Herrnstadt, de Reichenbach en Silésie, a fait paraître dans le *Centralblatt für Gynœkologie* (1) un nouvel exemple de naissance de fœtus thoracopages. Bien que cette observation ait une certaine analogie avec celle dont nous venons de donner la relation, je crois devoir en donner la traduction en raison même de la facilité vraiment remarquable avec laquelle les fœtus ont été simultanément expulsés.

---

(1) **T**. VIII, p. 194, 1884.

La femme de l'aubergiste L..., de Laugseifersdorf, qui est accouchée normalement sept fois, attendait sa huitième délivrance au commencement de novembre 1883. Son ventre était très volumineux.

Premières douleurs le 29 octobre à midi. A deux heures, rupture de la poche des eaux.

Voici, d'après le récit de la sage-femme, quelle était la marche du travail : la tête s'avança lentement, mais normalement en première position ; vers six heures, l'occiput se dégagea sous l'arcade pubienne la face sur le périnée. Comme de fortes contractions étaient impuissantes à faire avancer les épaules et le reste du corps, la sage-femme fit, à plusieurs reprises, des tractions énergiques, mais elles ne parvinrent pas à faire avancer le fœtus.

C'est alors qu'on me fit appeler ; comme je demeure à un mille du village, je ne pus arriver qu'à sept heures.

Pendant ce temps, le travail avait marché. La sage-femme supposant l'existence d'un obstacle, avait introduit la main dans le vagin et était parvenue, quoique difficilement, à dégager un bras situé en arrière. Comme l'accouchement, malgré cela, restait stationnaire, elle cessa de faire toute traction. La demi-heure suivante se passa dans une cruelle angoisse. Puis, tout à coup, de violentes contractions firent sortir une deuxième tête. La sage-femme fit quelques tractions qui amenèrent le thorax, puis peu à peu, l'abdomen, les hanches et les extrémités.

C'est à ce moment que j'entrai dans la chambre de la parturiente.

Le placenta était unique et son expulsion se fit très rapidement.

Il n'y avait *aucune* déchirure du périnée.

La mère se trouva très soulagée après l'accouchement et, suivant les habitudes de la campagne, elle se leva le quatrième jour et reprises occupations.

Les fœtus ont été envoyés à l'Institut de Breslau. Ils sont à terme et parfaitement développés ; ils pèsent 5.230 grammes. Les circonférences de la tête sont de 33 et de 32 centimètres.

Ils vinrent morts au monde, et d'après le dire de la sage-femme, ils étaient encore vivants au commencement du travail.

Sur le cou de l'enfant dont la tête est sortie la première, on remarque des excoriations superficielles très nettes qui sont moins le résultat des tractions énergiques de la sage-femme que la pression supportée par ces parties pendant le travail. Après la sortie de la première tête, la seconde s'engagea immédiatement dans le bassin, en comprimant contre la paroi postérieure de la symphyse pubienne le cou et l'épaule de l'enfant dont la tête était expulsée la première. Il en résulta un rétrécissement relatif, puisque ces trois parties devaient se dégager ensemble, et, bien que la capacité pelvienne fût très ample, le col, les épaules et la deuxième tête devaient exercer un mouvement de rotation autour de la symphyse comme point fixe. C'est probablement ce qui a causé cette lésion cutanée...

Dans la première observation que nous avons rapportée, le dégagement de la deuxième tête qui était repliée sur le tronc s'est fait péniblement. Le docteur Lotz ainsi que ses confrères Grass et Labrevoit, ont bien cru un moment qu'ils ne parviendraient pas à terminer l'extraction de ces fœtus monstrueux. Par contre, l'expulsion de la seconde tête, dans le cas du docteur Herrnstadt, s'est faite bien simplement, surtout quand on songe au volume des parties simultanément engagées dans l'excavation. Il est vraiment merveilleux que de pareils accouchements puissent se terminer spontanément sans qu'il y ait même la moindre déchirure périnéale et que la puerpéralité soit assez bonne pour que la mère puisse se lever le quatrième jour et vaquer à ses occupations habituelles. Un tel exemple est bien fait, ainsi que le remarque justement E. Frænckel (1), pour appuyer le vieux précepte de Hohl qui recommande une attitude passive dans le traitement de ces accouchements. Malheureusement ils ne se sont pas toujours terminés aussi simplement. Sur les dix-neuf cas rapportés par Playfair, l'accouchement ne s'est terminé spontanément que huit fois, trois fois avec présentation des pieds, trois fois avec présentation de la tête et deux fois avec présentations douteuses, dans les onze autres cas, l'accoucheur a été obligé d'intervenir; six fois en pratiquant la version ou en tirant sur les extrémités inférieures et quatre fois en mutilant le fœtus. Une fois même la femme est morte sans avoir pu être délivrée.

Les présentations les plus favorables sont *les présentations*

---

(1) Breslau, Aertzl. Zeitschrift, n° 1, 1884.

par les pieds, qu'elles soient spontanées ou artificiellement produites par la version.

Telle était déjà l'opinion de Dugès et de Hohl. Les statistiques de Playfair, l'examen des différentes observations rapportées dans le mémoire de Veit, confirment pleinement cette manière de voir.

L'observation suivante, due au docteur de Bry (1), reproduite par M. Tarnier dans sa thèse d'agrégation, montre bien le mécanisme suivant lequel les têtes se dégagent, et la conduite que le médecin doit tenir dans de pareilles éventualités.

Une femme souffrant pour la première fois des douleurs de l'enfantement, est assistée par une sage-femme. Celle-ci, après avoir reconnu la présence des pieds, rompt les membranes et s'efforce d'extraire le fœtus dont elle ne peut dégager que les jambes. M. de Bry, accoucheur de réputation, est appelé et constate l'existence de doux enfants, à chacun desquels appartient l'une des extrémités attirées au dehors. En conséquence, il repousse autant que possible la jambe située en arrière, va chercher le second pied de l'autre fœtus, et, par des tractions fortes et soutenues, parvient à dégager celui-ci jusqu'aux reins. Alors, nouvel obstacle, il introduit de nouveau la main dans l'utérus et découvre l'union insolite des deux enfants. Dès lors, dit-il, je les considérai comme ne formant qu'un seul individu. J'allai donc chercher successivement les pieds du second enfant que j'appellerai *postérieur*. Je l'amenai aisément au même point que le premier, qui était soutenu par la sage-femme ; agissant ensuite sur les quatre extrémités réunies, je vis bientôt se présenter les épaules ; les membres supérieurs furent dégagés en commençant par ceux de l'enfant postérieur. Enfin, les deux têtes sortirent à leur tour, par le soin qu'eut M. de Bry *de tirer en renversant les enfants sur le ventre de leur mère, afin de dégager d'abord la tête de l'enfant postérieur,* sur lequel il faisait principalement porter les efforts.

La conduite tenue par le docteur de Bry, conduite qui avait

---

(1) Mémoires de l'Académie royale de Médecine, t. 1, 1828.

été conseillée par Dugès (1) et par Hohl, est celle qu'il faut s'efforcer de suivre lorsque les fœtus se présentent par le siège, ou lorsque les fœtus, se présentant par la tête, sont suffisamment mobiles pour que la version puisse être effectuée en temps utile, comme dans les cas observés par Asdrubali et par Molas (2).

Dans les présentations des pieds, la grande difficulté, c'est le dégagement des têtes. « Les corps, dit Playfair (3), franchissent la filière pelvienne, parallèlement l'un à l'autre et assez facilement, jusqu'à l'apparition du cou. C'est alors qu'ils sont arrêtés. Il est clair que le reste ne peut pas avancer davantage, et, si les tractions directes étaient continuées, les têtes se fixeraient, d'une manière inextricable au-dessus du détroit supérieur. En tenant compte de la direction de l'axe du bassin, la tête postérieure doit s'engager la première dans l'excavation et, dans ce but, on devra porter les corps des enfants fortement sur l'abdomen de la mère. » Les deux têtes sortent ainsi rapidement l'une après l'autre, la tête de l'un se trouvant, en quelque sorte, logée dans le creux formé par le cou de l'autre.

Cependant, alors même que les fœtus se présentent par les pieds, l'accouchement peut devenir impossible, et l'accoucheur être obligé d'avoir recours à la mutilation d'un fœtus, comme dans le cas de Huron rapporté par le professeur Gosselin (4). Cet accoucheur, ne parvenant pas, malgré ses tractions énergiques, à extraire le fœtus, fut contraint de sectionner la partie expulsée du fœtus antérieur afin de pouvoir pratiquer l'extraction du fœtus postérieur.

Cette conduite, parfaitement légitime, devra être suivie toutes les fois que, *les fœtus ayant été reconnus adhérents*, les

---

(1) *Bulletin de la Faculté de Paris et de la Société établie dans son sein.* Vol. IV.

(2) Mémoire de l'académie royale de médecine, p. 317.

(3) Traité de l'art des accouchements, traduction du Dʳ Vermeil, p. 497.

(4) *Arch. de médecine*, 1847, 4ᵉ série, t. XIV, p. 72.

tractions pourraient devenir nuisibles et meurtrières pour la mère. L'accoucheur, dans ces cas, ne doit avoir qu'un seul but, sauver la mère. Il ne doit pas en compromettre l'existence pour conserver des fœtus monstrueux, qui, lorsqu'ils naissent vivants, sont presque fatalement destinés à succomber quelques instant après leur naissance.

D'après (1) Millot, sur cent dix-sept observations de monstruosités doubles rapportées par le professeur A. Corradi, dans lesquels quatre-vingt deux fois la naissance avait été indiquée, quarante-et-une fois les fœtus étaient morts avant de naître; seize fois ils ne vécurent que quelques instants; huit fois ils ne passèrent pas la journée; six fois ils ne vécurent que six heures; deux allèrent du dizième au quinzième jour; cinq de quarante jours à huit mois; deux vécurent un an, et un avait trente ans quand on en fit l'examen. Les ischiopages et les hétérotypiens naquirent tous vivants; *le plus grand nombre des morts appartient aux gastro-thoraco-pages*.

Mais c'est surtout dans les accouchements où les fœtus thoracopages se présentent par *l'extrémité céphalique* que les cas de dystocie sont nombreux et graves. Ce sont aussi, malheureusement, les plus fréquents.

Si les exemples, que nous avons publiés au début de ce travail, démontrent que les seuls forces de la nature sont parfois suffisantes pour triompher des obstacles redoutables causés par la présence de deux fœtus simultanément engagés dans l'excavation, les nombreuses observations citées par les auteurs, surtout par Veit, montrent bien aussi que souvent la nature est impuissante dans son œuvre d'expulsion. Dans ces cas, pour parvenir à délivrer la mère, l'accoucheur est obligé d'avoir recours aux opérations destinées à amoindrir le volume des fœtus, telles que la perforation, la céphalo-

____

(1) De l'obstétrique en Italie, p. 369. Paris, 1882.

tripsie, l'éviscération, la décapitation et l'amputation des membres.

Ce qui rend ces acconchements si difficiles, c'est la difficulté même que l'accoucheur éprouve à diagnostiquer la cause de l'obstacle, l'existence de l'adhérence.

Dans les présentations du siège, le diagnostic de cette adhérence peut se faire, comme dans le cas de Bry, pendant le cours de l'extraction; le médecin peut la constater directement. Mais lorsque les fœtus se présentent par leur extrémité céphalique, comment soupçonner une pareille malformation? Sans doute, on sait que les monstruosités sont quatre fois plus fréquentes chez les multipares que chez les primipares (Veit); on sait aussi que l'existence d'une monstruosité légère, facilement reconnaissable, telle que le pied-bot, le spina-bifida, le bec de lièvre (comme chez le fœtus expulsé le second, dans notre observation), peut permettre de conclure à l'existence d'une monstruosité plus importante; mais ce ne sont que des hypothèses bien aléatoires. Généralement, l'exploration la plus minutieuse ne nous permettra que de diagnostiquer la grossesse gémellaire, et rien ne pourra nous faire songer à l'existence d'une pareille soudure.

La présence d'une double poche amniotique ou la constatation d'une deuxième poche après la rupture de la première, est la senle indication qui nous permette d'affirmer que les fœtus *ne sont pas* thoracopages, et que l'obstacle à la parturition n'est *pas* le résultat d'une adhérence. Mais le médecin n'assiste que très rarement au début du travail; on ne l'appelle, surtout à la campagne, que lorsque l'accouchement n'avance pas, alors que les eaux sont écoulées depuis longtemps. Ce signe *négatif* lui fait défaut, et pour savoir si l'obstacle *est* le résultat d'une adhérence, il est obligé de se conformer au précepte formulé par Schrœder : « La certitude de cette soudure, dit cet accoucheur (1), ne peut être obtenue que l'orsqu'on introduit la main dans la cavité utérine et que l'on sent le

---

(1) Manuel des accouchements, traduction Charpentier, p. 563.

toucher avec la moitié de la main ou avec la main tout
entière. » Or, comment exécuter une pareille manœuvre? Par
quelle voie pénétrer dans la cavité utérine, alors que le canal
pelvien est encombré par deux extrémités céphaliques, enclavées et immobilisées l'une par l'autre.

Le diagnostic de cette monstruosité devient donc impossible, et, l'accoucheur, en présence d'une pareille cause de
dystocie qu'il ne peut reconnaître, se trouvera dans une situation analogue à celle dans laquelle se trouve le médecin
devant une grossesse gémellaire, quand « les deux extrémités
céphaliques, appartenant à des fœtus *différents* se présentent,
en même temps, au détroit supérieur et s'empêchent récipro-
quement de descendre dans l'excavation, ou bien quand
deux extrémités pénètrent simultanément dans l'excavation et
y restent enclavées (1). »

Ces cas avaient déjà été bien étudiés par le professeur Tarnier (2) qui en a nettement formulé les indications générales.

La version pourra rarement être pratiquée en raison même
de la difficulté, sinon de l'impossibilité d'introduire la main
dans l'utérus ; et, d'ailleurs, quand cette introduction serait
faite, serait-il facile d'aller saisir les pieds de l'enfant qui est
le premier engagé? ne courrait-on pas le risque de se tromper,
et, enfin, pendant qu'on exécuterait la version, pourrait-on
empêcher l'engagement de la deuxième tête, qui viendrait
alors reproduire un obstacle invincible à l'extraction de l'un
et de l'autre fœtus.

C'est donc au forceps qu'il faut avoir recours ; on saisira la
tête qui est la plus engagée, et l'on essayera des tractions.
Si cependant elles restaient infructueuses, si l'état de la mère
l'exigeait, et si, surtout, on pouvait être assuré de la mort du
fœtus, il n'y aurait plus à hésiter, la craniotomie devrait
être pratiquée. Peut-être, par cette opération, pourrait-on

---

(1) Besson. Dystocie spéciale dans les accouchements multiples, p. 3. Thèse
de Paris, 1887.

(2) Thèse citée, p. 155. Paris, 1860.

sauver la mère et offrir au deuxième enfant quelques chances de vie.

Il n'y a, en effet, pas autre chose à faire; le doute dans lequel l'accoucheur se trouve au sujet de la nature de l'obstacle, l'oblige à être prudent dans son intervention et à agir comme si les fœtus n'étaient pas adhérents, c'est-à-dire susceptibles de vivre. Dans les présentations du siège, le diagnostic de monstruosité pouvant être fait avant l'apparition des difficultés résultant de l'extraction des têtes, l'accoucheur pourra être moins réservé dans son intervention et sectionner avec moins d'hésitation la partie fœtale qui empêche l'extraction de l'autre, tandis que, dans les présentations du sommet, le sacrifice du premier fœtus ne devra être pratiqué que lorsqu'il n'y aura pas moyen d'agir autrement, que l'on aura attendu des forces de la nature tout ce qu'on pouvait en espérer.

Quelquefois encore l'un des fœtus peut se présenter soit par le siège, soit par la tête, *la situation du deuxième fœtus étant transversale.*

Dans ces cas, la région fœtale engagée ne tarde pas à apparaître à la vulve, à se dégager en partie comme dans un accouchement normal, puis le travail se ralentit, s'arrête. L'accoucheur est alors obligé d'intervenir soit en faisant des tractions sur les membres inférieurs, soit en appliquant le forceps sur la tête, soit en pratiquant l'embryotomie afin de désobstruer l'escavation et pénétrer dans l'utérus.

Quelque soit le moyen employé, il ne parviendra à terminer l'extraction complète des fœtus qu'après avoir transformé par la version la situation transversale du second. Il est, on le comprend aisément, bien difficile quand l'un des fœtus est ainsi placé transversalement, de préciser nettement une ligne de conduite pour l'extraction du fœtus qui se présente par l'une ou l'autre de ses extrémités. Les difficultés que l'accoucheur aura à surmonter dépendent du volume des fœtus, de l'étendue des adhérences, de l'amplitude de l'excavation, du degré d'enclavement de la région engagée, de la longueur du travail, en un mot, d'une foule de circonstances qui donnent à chacun de ces accouchements une physionomie qui lui est propre. C'est dans la spontanéité de son esprit, bien plus que dans des théories classiques formulées d'avance, que le praticien puisera les motifs de ses déterminations et de son intervention dans ces accouchements heureusement très exceptionnels.

Nous n'insisterons pas davantage sur ces diverses particularités, et nous terminerons ce travail par les *conclusions* suivantes :

1° Lorsque les fœtus sont thoracopages, l'accouchement spontané, par les seules forces de la nature est possible.

Presque toujours les fœtus sont morts ou succombent quelques instants après leur naissance.

Le diagnostic de la monstruosité n'est, le plus souvent, fait que lorsque l'accouchement est terminé.

2° La présentation la plus favorable est celle des pieds ; dans ces cas l'obstacle à la parturition est dans l'extraction des têtes.

3° Toutes les fois que les fœtus se présentent par la tête, on tentera de pratiquer la version sur les pieds.

4° Si la version est impossible et que l'accouchement ne se fait pas spontanément, on devra employer le forceps.

Si le forceps échoue, on broyera la tête qui obstrue l'excavation et empêche la sortie ou l'extraction du deuxième fœtus.

Dans ces cas qui sont surtout ceux où le diagnostic de la monstruosité n'a pu être établi, on agira comme si les fœtus étaient isolés et susceptibles de vivre, et on s'efforcera, si on ne peut sauver les deux fœtus, au moins d'en sauver un, le second.

5° Lorsque l'un des fœtus se présente transversalement, il faudra tâcher de pratiquer la version sur les pieds, quelle que soit la présentation de l'autre.

6° Dans tous ces cas, quelle que soit la présentation des fœtus, lorsque la monstruosité aura été reconnue, l'accoucheur ne devra avoir qu'un but, *celui de sauver la mère.*

Paris. — Typographie A. PARENT, A. DAVY, successeur, Imp. de la Fac. de méd., rue M.-le-Prince, 14 et rue Madame, 52.

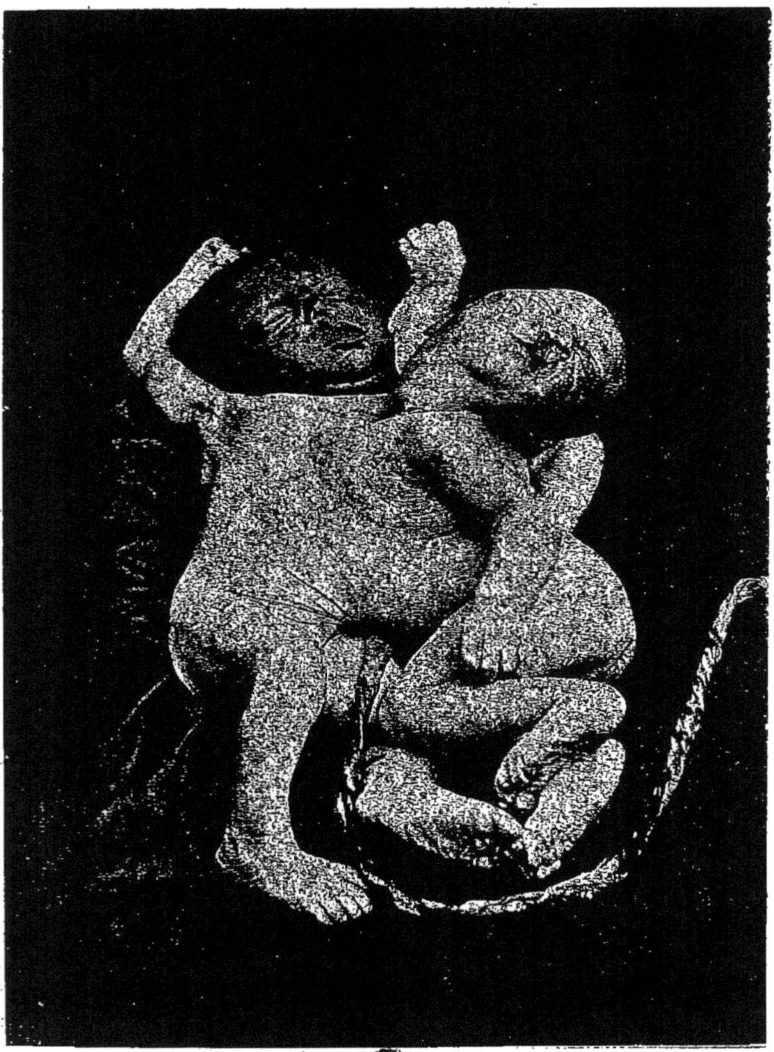

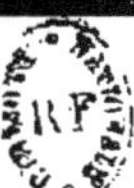

G. STEINHEIL, Éditeur, 2, rue Casimir-Delavigne, Paris.

BARETTE, prosecteur de la Faculté de Paris. — **Des Néphrites infec-
tieuses au point de vue chirurgical.** 1 vol. in-8. Prix......... 6 fr.
BATAULT. **De l'hystérie chez l'homme.** In-8 avec figures. Prix. 3 fr. 50
BERTHELOT (M.), professeur au Collège de France, membre de l'Institut. —
Les origines de l'alchimie. In-8 cavalier. Prix............... 15 fr.
BOURDEL, ancien interne des hôpitaux. — **De la spléno-pneumonie.** 4 fr.
BROCA (A.), ancien interne des hôpitaux. — **Lésions cutanées des mem-
bres variqueux.** Prix... 6 fr.
BRUN (F.), professeur agrégé à la Faculté de Paris. — **Des accidents im-
putables à l'emploi chirurgical des antiseptiques.** 1 vol. in-8.
Prix.. 5 fr.
DALCHE, ancien interne des hôpitaux. — **De l'ovarite** (Prix Duparcque 1885).
Prix.. 3 fr.
DENUCE (Maurice), professeur agrégé à la Faculté de Bordeaux. — **Tumeurs
et calculs de la vésicule biliaire.** 1 vol. in-8. Prix............ 4 fr.
DUBREUILH, professeur agrégé à la Faculté de Bordeaux. — **Des immunités
morbides.** Prix.. 5 fr.
FEULARD (H.), ancien interne des hôpitaux. — **Teignes et teigneux.
Histoire médicale. Hygiène publique.** Prix...................... 5 fr.
LAMBLING, professeur agrégé à la Faculté de Lille. — **Des origines de la
chaleur et de la force chez les êtres vivants.** Prix............. 4 fr.
LAUNOIS, ancien interne des hôpitaux (Prix Civiale). — **De l'appareil uri-
naire des vieillards.** 1 vol. in-8, avec 4 planches en lithographie. Prix. 6 fr.
LEGENDRE (P.), ancien interne des hôpitaux. — **Dilatation de l'estomac
et fièvre typhoïde** (Valeur sémiologique des nodosités de Bouchard).
Prix.. 4 fr.
NICOLAS, professeur agrégé à la Faculté de Nancy. — **Des organes érec-
tiles,** avec douze figures. Prix.................................. 5 fr.
OLLIVIER (A.), professeur agrégé à la Faculté de Paris. — **Etudes d'hygiène
publique.** Prix.. 3 fr. 50
PERRIN (L.), ancien interne des hôpitaux. — **De la sarcomatose cutanée.**
290 pages in-8 et 1 planche micrographique en 4 couleurs. Prix...... 6 fr.
POUPON (H.), ancien interne des hôpitaux. — **Des pseudo-étranglements
par péritonite primitive.** Prix.................................. 4 fr.
RICHARDIERE, ancien interne des hôpitaux (médaille d'or). — **Des scléroses
encéphaliques primitives chez les enfants.** 1 vol. in-8, avec une
planche lithographiée en couleur. Prix........................... 5 fr.
ROUX (F.), ex-chef du service de santé dans l'Inde. — **Traité pratique des
maladies des pays chauds** (maladies infectieuses). Prix.......... 8 fr.
SNEGUIREFF, professeur de gynécologie à l'Université impériale de Moscou.
— **Hémorrhagies utérines. — Etiologie, Diagnostic et Théra-
peutique.** — Edition française rédigée par M. VARNIER, interne des hôpitaux, sous la direction du Dr PINARD, professeur agrégé à la Faculté de médecine, accoucheur de l'hôpital Lariboisière..................... 8 fr.
THOINOT (L.-H.), ancien interne des hôpitaux. — **Histoire de l'épidémie
cholérique de 1884; origine; marche; étiologie générale.** 1 vol.
in-8, avec 12 cartes et tableaux lithographiés. Prix.............. 9 fr.
TISSIER, ancien interne des hôpitaux. — **De la castration des femmes
ou opération de Battey** (Prix Godard 1884). In-8. Prix........... 4 fr.

EN PRÉPARATION

DUGUET, professeur agrégé de la Faculté de médecine de Paris. — **Leçons
cliniques professées à l'hôpital Lariboisière.**
HAHN, bibliothécaire en chef de la Faculté de médecine, et THOMAS, bibliothécaire à la Faculté. — **Etudes sur la répartition géographique des
maladies et sur leur diffusion épidémique.**
De SAINT-GERMAIN et VALUDE. — **Traitement des affections ocu-
laires chez les enfants.**
Travaux du laboratoire de pathologie générale. — Publiés sous la
direction de M. le Dr BOUCHARD, professeur à la Faculté de médecine.
MOREL-LAVALLÉE, ancien interne des hôpitaux. — **De la symphyse car-
diaque.** Prix.. 3 fr. 50
MOUSSOUS, professeur agrégé à la Faculté de Bordeaux — **De la mort
chez les phtisiques.** Prix....................................... 4 fr. 50

Paris. — Typ. A. PARENT, A. DAVY, succr, imp. de la Fac. de Méd. 52, rue Madame.